BEI GRIN MACHT SICH IHR WISSEN BEZAHLT

- Wir veröffentlichen Ihre Hausarbeit,
  Bachelor- und Masterarbeit

- Ihr eigenes eBook und Buch -
  weltweit in allen wichtigen Shops

- Verdienen Sie an jedem Verkauf

Jetzt bei www.GRIN.com hochladen und kostenlos publizieren

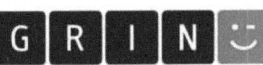

Möglichkeiten und Grenzen zur Einflussnahme auf die Work-Life-Balance im digitalen Team

Sandra Warnken

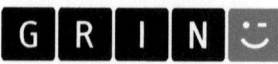

Bibliografische Information der Deutschen Nationalbibliothek:

Die Deutsche Nationalbibliothek verzeichnet diese Publikation in der Deutschen Nationalbibliografie; detaillierte bibliografische Daten sind im Internet über http://dnb.d-nb.de abrufbar.

ISBN: 9783389029589
Dieses Buch ist auch als E-Book erhältlich.

© GRIN Publishing GmbH
Trappentreustraße 1
80339 München

Druck und Bindung: Books on Demand GmbH, Norderstedt Germany
Gedruckt auf säurefreiem Papier aus verantwortungsvollen Quellen

Das vorliegende Werk wurde sorgfältig erarbeitet. Dennoch übernehmen Autoren und Verlag für die Richtigkeit von Angaben, Hinweisen, Links und Ratschlägen sowie eventuelle Druckfehler keine Haftung.

Das Buch bei GRIN: https://www.grin.com/document/1478780

Fallstudie

Titel der Arbeit:

Möglichkeiten und Grenzen zur Einflussnahme auf die Work-Life-Balance im digitalen Team

Aufgabennummer:

Alternative A

SRH Fernhochschule – The Mobile University

Modul:

Gesunde Führung und Mitarbeitermotivation

Studiengang:

Prävention und Gesundheitspsychologie (M.Sc.)

Inhaltsverzeichnis

Abkürzungsverzeichnis

BGM	Betriebliches Gesundheitsmanagement
BSC	Balanced Scorecard
bspw.	beispielsweise
COPSOQ	Copenhagen Psychosocial Questionnaire
d.h.	das heißt
FK	Führungskraft
HoL	Health-oriented Leadership
IKT	Informations- und Kommunikationstechnologien
i.R.	im Rahmen
KMU	Kleine und mittlere Unternehmen
PDCA	Plan-Do-Check-Act
s.g.	so genannt
WHO	Weltgesundheitsorganisation
WLB	Work-Life-Balance
z.B.	zum Beispiel

Abbildungsverzeichnis

Tabellenverzeichnis

1. Einleitung

In der heutigen Arbeitswelt ist die Work-Life-Balance zu einem entscheidenden Faktor für das Wohlbefinden und die Leistungsfähigkeit von Mitarbeitenden geworden. Vor dem Hintergrund der zunehmenden Digitalisierung und Flexibilisierung von Arbeitsstrukturen, Dezentralisierung und Entgrenzung von Arbeit gewinnt die Gewährleistung einer ausgewogenen Work-Life-Balance in Unternehmen an Bedeutung (Sayed & Kubalski, 2018).

1.1 Fallbeschreibung und Ausgangssituation

Die vorliegende Fallstudie konzentriert sich auf die Herausforderungen der Work-Life-Balance, denen sich das digitale Team mit zehn Mitarbeitenden seit erfolgter Umstellung auf Homeoffice-Arbeit gegenübersieht. Eine Mitarbeiterbefragung hat dabei offenbart, dass die Beschäftigten vermehrt von unausgeglichener Work-Life-Balance berichten. Dies unterstreicht die Dringlichkeit einer Analyse und Lösungsfindung. Als Führungskraft dieses Teams wird die Analyse der aktuellen Situation sowie Entwicklung von Maßnahmen zur Verbesserung der Work-Life-Balance als zentrale Aufgabe betrachtet.

1.2 Organisatorische Rahmenbedingungen des Unternehmens

Die Rahmenbedingungen des Unternehmens, in dem dieses digitale Team tätig ist, stellen sich als dynamisch und sich ständig verändernd dar. Sie umfassen eine zunehmend digitalisierte Arbeitsumgebung, die Flexibilität und Effizienz fördern soll. Insbesondere die fortschreitende Digitalisierung und die damit einhergehenden Anpassungen haben eine Vielzahl von Möglichkeiten, aber auch Herausforderungen an neue Arbeitsmodelle mit sich gebracht – nicht zuletzt an das Betriebliche Gesundheitsmanagement (BGM) (Sayed & Kubalski, 2018, S. 553-554). Im Fokus steht hierbei die Auswirkung dieser Veränderungen auf die Mitarbeiterzufriedenheit und -produktivität. Die Umstellung auf Homeoffice-Arbeit wurde als Strategie zur Anpassung an die sich ändernde Arbeitswelt implementiert, jedoch sind damit verbundene Auswirkungen auf die Work-Life-Balance der Mitarbeitenden nun Gegenstand dieser Untersuchung.

1.3   Umfang der Fallstudie und Aufbau der Arbeit

Die vorliegende Arbeit hat das Ziel, Ursachen der unausgeglichenen Work-Life-Balance zu untersuchen und entsprechende Maßnahmen abzuleiten, um das Wohlbefinden und die Produktivität der Mitarbeitenden zu verbessern. Es ist wichtig anzumerken, dass diese Fallstudie sich auf die spezifische Problematik der Work-Life-Balance in einem digitalen Team konzentriert und deswegen nicht alle erdenklichen Einflussfaktoren und Lösungsansätze umfassen kann. Dennoch wird angestrebt, einen fundierten Einblick in die Thematik zu geben und praktisch umsetzbare Empfehlungen zu formulieren.

Dazu wird im weiteren Verlauf der Fallstudie in Kapitel 2 zunächst eine Bedarfsanalyse durchgeführt, in der die Rahmenbedingungen des Unternehmens sowie die spezifischen Herausforderungen im digitalen Team näher betrachtet werden. Anschließend erfolgt in Kapitel 3 eine eingehende Diagnose, in der relevante Theorien zur Work-Life-Balance (WLB) erläutert und angewandt sowie Ergebnisse der Mitarbeiterbefragung analysiert werden. Basierend auf dieser Diagnose werden in Kapitel 4 konkrete Maßnahmen zur Förderung einer ausgewogenen WLB entwickelt und präsentiert. Eine Diskussion der vorgestellten Theorien und Maßnahmen mit Fazit und Ausblick schließen die Arbeit ab.

2.   Bedarfsanalyse

Eine Bedarfsanalyse ist ein systematischer Prozess zur Untersuchung und Bewertung von aktuellen Anforderungen, Bedürfnissen und Herausforderungen in einem bestimmten Bereich oder Kontext. Ziel einer Bedarfsanalyse ist die Identifizierung vorhandener Lücken zwischen dem Ist-Zustand und dem Soll-Zustand, um darauf aufbauend gezielte Maßnahmen zur Erfüllung dieser Anforderungen, Bedürfnisse und Herausforderungen zu entwickeln (Mißler & Stephan, 2004, S. 18).

In dieser Fallstudie dient die Bedarfsanalyse dazu, die aktuellen praktischen Bedarfe im Zusammenhang mit der WLB des digitalen Teams zu identifizieren und zu verstehen. Sie legt den Grundstein für weitere Schritte zur Entwicklung eines Maßnahmen- und Handlungskonzepts zur Verbesserung der WLB im digitalen Team, indem sie die Motive hinter der Ausführung der Mitarbeiterbefragung klärt und die Ziele dieser Untersuchung formuliert (Mißler & Stephan, 2004, S. 21-22; Treier, 2023, S. 208).

2.1 Beschreibung des digitalen Teams und seiner Struktur

Das digitale Team in diesem fiktiv beschriebenen Fall besteht aus zehn Mitarbeitenden verschiedener Fachbereiche, die in einem virtuellen Umfeld zusammenarbeiten. Die Struktur des Teams sowie die Kommunikationswege werden nachfolgend detaillierter dargestellt, um ein Verständnis für die Arbeitsdynamik zu schaffen.

Die zehnköpfige Team der Abteilung der Führungskraft gehört zu einem Unternehmen, das sich auf die Entwicklung und Umsetzung neuer Technologien in der Telemedizin spezialisiert hat und das mit insgesamt 28 Mitarbeitenden und einem Jahresumsatz bis zehn Millionen EUR als kleines Unternehmen zu den kleinen und mittleren Unternehmen (KMU) zählt (Statistisches Bundesamt, 2023). Es handelt sich um ein relativ junges und erfolgreiches Start-up-Unternehmen mit Hauptsitz in Nürnberg, dessen Köpfe aus drei Protagonisten besteht, die sich in 2019 zur Gründung zusammenschlossen.

Das Unternehmen – wie das digitale Team – ist von Vielfalt geprägt: jüngere und ältere, weibliche, männliche oder diverse Mitarbeitende, junge Mütter und Väter, Teil- und Voll-zeitbeschäftigte, mit oder ohne Migrationshintergrund, selbstbewusst oder unsicher, Querdenker, Workaholics, mit unterschiedlichen Kompetenzen, gesellschaftlichen oder familiären Verpflichtungen, gesundheitlichen oder anderen Leistungseinschränkungen sowie anderen Facetten von Vielfalt (Eberhardt, 2016, S. VII), divergenten beruflichen Hintergründen und unterschiedlichen Aufgabenbereichen, die sich interdisziplinär in Fachwissen und Erfahrung ergänzen und in schwierigen Fragen reziprok unterstützen. Diese Mitarbeitenden haben ihren Wohnsitz in Deutschland, entweder in der Nähe von Städten wie Nürnberg, Stuttgart, Berlin, Hamburg oder in der Peripherie dieser Städte. Der Großteil des Teams hat bereits während der SARS-CoV-2-Pandemie im Homeoffice gearbeitet. Da sich aus organisatorischen und ökonomischen Gründen mit einem hohem Kosten-Nutzen-Faktor dieses Arbeitsmodell als vorteilhaft erwies, wurde diese Abteilung nach Entscheidung auf Leitungsebene – unter Einbezug der Mitarbeitenden – vor sechs Monaten komplett auf Homeoffice-Arbeit umgestellt.

Seltener als zuvor findet der regelmäßige Austausch von Angesicht zu Angesicht (face-to-face), d.h. in physischer Präsenz zwischen Führungskraft und Mitarbeiter*in bzw. dem Team, statt. Das Team trifft sich zwei- bis dreimal in der Woche per Videokonferenz zum regelmäßigen Austausch. Im Arbeitsalltag gewährleisten die digitalen Informations- und Kommunikationstechnologien (IKT) wie Computer, Laptop, Internet, Mobiltelefone, Smartphone und Tablet die mobile digitale Vernetzung (Internet of Everything) und die Speicherung in zentralen Speichern (Clouds) (Sayed & Kubalski, 2018, S. 555).

Hierarchisch ist die Führungskraft des digitalen Teams direkt der Leitungsebene unterstellt. Im Unternehmen gilt ein mitarbeiterzugewandter, transformativer Führungsstil als erfolgversprechend, um mit einem zielorientierten Teamleistungsverhalten zu positiven Arbeitsverhalten zu gelangen. Initiiert durch die Leitungsebene, wurde unter der Mithilfe einer externen Gesundheitspsychologin im Jahr 2020 ein s.g. ganzheitliches BGM im Unternehmen implementiert. Die Führungskraft weiß durch Teilnahme an einem Training zu gesundheitsgerechter Mitarbeiterführung um signifikante Zusammenhänge zwischen Führungsverhalten und Gesundheit im Sinne eines Health-oriented Leadership (HoL). Mit Autonomie und Selbststeuerung der mobilen Arbeit nehmen die Mitarbeitenden ihre Aufgaben mit hoher Selbständigkeit und Identifikation wahr (Breisig, 2020; Helmold, 2023a, S. 8; Ternès von Hattburg & Troxler, 2020, S. 40-42).

2.2 Homeoffice-Arbeit und daraus resultierende Herausforderungen

Wie bereits erwähnt, wurde die Umstellung auf Homeoffice-Arbeit aus organisatorischen und ökonomischen Gründen vollzogen. Pandemiebedingte Maßnahmen wie verstärkter Einsatz von Homeoffice-Arbeit und die Verfügbarkeit digitaler Tools und fortgeschrittener Technologien hatten es dem Unternehmen ermöglicht, die Homeoffice-Arbeit effektiver zu gestalten. Die Nutzung von Videoanrufen, Cloud-basierten Kommunikationstools und virtueller Arbeitsräume unterstützt die Kommunikation und Zusammenarbeit auch über große Distanzen hinweg. Zudem zielt die Umstellung auf Homeoffice auf Erhöhung der Flexibilität der Mitarbeitenden und Verbesserung der Effizienz der Arbeitsabläufe durch den Wegfall von Pendelzeiten und flexibler Arbeitszeitgestaltung. Dennoch entstanden dabei Herausforderungen bezüglich der WLB der Mitarbeitenden, die sich gegenseitig bedingen können – wie diese Analyse verdeutlicht (Helmold, Landes, Steiner, Dathe & Jeschio, 2023, S. V-IV; Wöhrmann, 2016, S. 11-12).

Zu den – auf den ersten Blick – positiven Auswirkungen auf die WLB der Mitarbeitenden zählen die **Flexibilität und Autonomie**. Die Möglichkeit, von zu Hause aus zu arbeiten, kann Mitarbeitenden mehr Flexibilität und Autonomie bei der Gestaltung ihres Arbeitsalltags bieten. Sie können Arbeitszeiten flexibler an persönliche Bedürfnisse anpassen, was zu verbesserter WLB beitragen kann. Auch der Wegfall des Pendelns führt zu einer **Zeitersparnis und Stressreduktion** für die Mitarbeitenden, was sich positiv auf ihre WLB auswirken kann. Sie haben somit mehr Zeit für ihre Familie, Hobbys und persönliche Interessen (Freier, 2018, S. 71; Helmold et al., 2023, S. V-IV).

Andererseits **verschwimmen die Grenzen zwischen Arbeit und Privatleben**, da die räumliche Trennung von Arbeitsplatz und Zuhause im Homeoffice häufig entfällt. Dies führt möglicherweise dazu, dass Mitarbeitende Schwierigkeiten haben, abzuschalten und sich ausreichend zu erholen (Wendland & Lentföhr, 2023, S. 46). Für Mitarbeitende kann Arbeiten im Homeoffice auch zu **sozialer Isolation und Einsamkeit** führen, da der direkte Kontakt zu Kollegen und Vorgesetzten eingeschränkt ist. Dies kann sich ebenfalls negativ auf Wohlbefinden und die WLB auswirken. Die Möglichkeit der **ständigen Erreichbarkeit** kann dazu führen, dass Mitarbeitende Schwierigkeiten haben, klare Grenzen zwischen der Arbeitszeit und Freizeit zu ziehen. Dies führt zur **erhöhten Arbeitsbelastung** und negativen Beeinträchtigung ihrer WLB. Mitarbeitende, die im Homeoffice arbeiten, können mit **zusätzlichen familiären Verpflichtungen** konfrontiert sein, wie z.B. Kinderbetreuung oder Angehörigenpflege. Homeoffice kann ermöglichen, persönliche Verpflichtungen besser zu bewältigen, aber auch zu Ablenkungen und Konzentrationsschwierigkeiten führen, wenn die häusliche Umgebung nicht ideal für die Arbeit ist. Dies kann ihre Fähigkeit beeinträchtigen, Arbeit und Privatleben in Einklang zu bringen. Die Arbeit im Homeoffice erfordert den Einsatz verschiedener digitaler Werkzeuge und Technologien. **Technische Probleme und Herausforderungen** können zusätzlichen Stress verursachen und die Produktivität negativ beeinträchtigen. Eine unausgeglichene WLB kann sich negativ auf Gesundheit und Wohlbefinden der Mitarbeitenden – körperlich wie psychisch – auswirken. Stress, Überlastung und das Gefühl ständiger Erreichbarkeit können zu langfristigen gesundheitlichen Folgen und Burnout führen. **Kommunikation und Zusammenarbeit** sind erschwert: Im Vergleich zur persönlichen Interaktion können Herausforderungen aus virtueller Kommunikation und Zusammenarbeit resultieren. Technische Probleme, Missverständnisse und verringerte Effizienz könnten auftreten und die Produktivität des Teams beeinträchtigen. **Stress entsteht durch Multitasking:** Mitarbeitende könnten dazu neigen, berufliche und persönliche Aufgaben gleichzeitig zu erledigen, was zu einem erhöhten Stresslevel führen kann. Vereinbarkeit von Arbeit und Familie kann schwierig sein, insbesondere für Mitarbeitende mit Kindern oder anderen gesellschaftlichen oder familiären Verpflichtungen. Manche Mitarbeitende können durch **mangelnde Unterstützung und Struktur** des traditionellen Büroumfelds Schwierigkeiten haben, sich z.B. selbst zu organisieren und produktiv zu bleiben. Dies kann zu einem Gefühl der Überforderung und Unsicherheit führen (Breisig, 2020; Freier, 2018, S. 71; Sayed & Kubalski, 2018, S. 556; Treier, 2019, S. 5-8).

Die Identifikation der spezifischen Herausforderungen ermöglicht es der Führungskraft bzw. dem Unternehmen, gezielte Maßnahmen zu ergreifen, um die WLB seiner Mitarbeitenden zu verbessern und negative Auswirkungen der Umstellung auf Homeoffice-Arbeit zu minimieren (Helmold, 2023, S. 57-70; Nachtwei, Nachtwei & Sureth, 2022).

2.3 Zielsetzung der Befragung zur Work-Life-Balance

Die Mitarbeiterbefragung als eines der gängigsten Instrumente im BGM zielt darauf ab, aktuelle Belastungen und Bedürfnisse der Mitarbeitenden im Hinblick auf ihre WLB zu erfassen (Uhle & Treier, 2019, S. 220; Wöhrmann, 2016, S. 69). Die Motive für die Durchführung der Befragung werden in diesem Teil der Fallstudie erläutert und spezifische Fragestellungen sowie Hypothesen formuliert.

Die Zielsetzung der Befragung zur WLB ist entscheidend, den Zweck der Untersuchung zu klären und sicherzustellen, dass die erhobenen Daten zur Entwicklung wirksamer Maßnahmen verwendet werden können. Die Zielbestimmung von Maßnahmen und Interventionen erfolgt mittels SMART-Methode, nach der Ziele als spezifisch, messbar, attraktiv, realistisch, terminierbar formuliert werden können. D.h. das Ziel – in diesem Fall die Verbesserung der WLB – sollte spezifisch, klar und präzise formuliert werden, die Erfassung ihrer Erreichung nach Möglichkeit am Ende auch messbar sein (Breisig, 2020, S. 191; Von Reibnitz, 2009, S. 89):

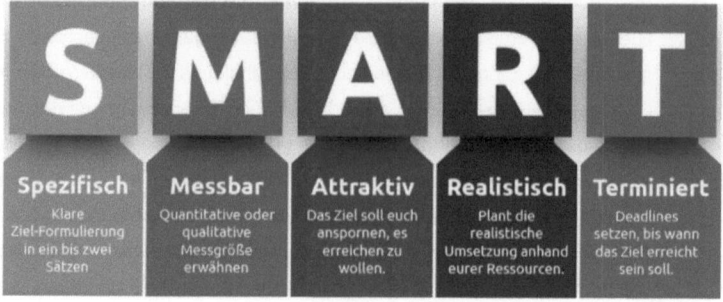

Abbildung 1: SMART-Kriterien
Quelle: Eigene Darstellung

Die Zielsetzung der Befragung zur WLB besteht darin, einen umfassenden Einblick in die aktuelle Situation der Mitarbeitenden zu erhalten, um konkrete, gezielte Maßnahmen zur Verbesserung ihrer WLB entwickeln zu können. Die Befragung der Mitarbeitenden des digitalen Teams soll folgende konkrete Ziele erreichen (Von Reibnitz, 2009):

1. **Erfassung der aktuellen Work-Life-Balance:** Die Befragung soll dazu dienen, den aktuellen Stand der WLB der Mitarbeitenden zu erfassen und zu verstehen, einschließlich ihrer Arbeitsbelastung, ihrer Zufriedenheit mit der WLB und ihrer Fähigkeit, Arbeit und Privatleben in Einklang zu bringen.

2. **Identifikation von Belastungsfaktoren:** Durch die Befragung sollen spezifische Belastungsfaktoren und Herausforderungen identifiziert werden, die sich negativ auf die WLB der Mitarbeitenden auswirken können. Dies kann z.b. Stress am Arbeitsplatz, mangelnde Unterstützung durch Vorgesetzte oder unzureichende Ressourcen für die Vereinbarkeit von Beruf und Privatleben umfassen (Treier, 2019, S. 22-25).

3. **Ermittlung von Bedürfnissen und Wünschen:** Die Befragung soll Bedürfnisse und Wünsche der Mitarbeitenden in Bezug auf ihre WLB erfassen. Dies umfasst z.b. die Bedeutung von Flexibilität bei der Arbeitszeitgestaltung, die berufliche Weiterentwicklung oder Zugang zu Unterstützungsangeboten.

4. **Feedback zur Unternehmenskultur:** Die Befragung bietet die Möglichkeit, das Feedback der Mitarbeitenden zur Unternehmenskultur und -politik im Hinblick auf die WLB zu erfassen, Schwachstellen aufzudecken und Potenziale zur Verbesserung zu identifizieren (Treier, 2019, S. 11).

5. **Validierung von Hypothesen:** Die Befragung dient dazu, bereits bestehende Hypothesen über Auswirkungen bestimmter Faktoren auf die WLB zu validieren oder zu widerlegen, um gezielte Maßnahmen zu entwickeln, die sich auf evidenzbasierte Erkenntnisse stützen. Zur Befragung wird der validierte Copenhagen Psychosocial Questionnaire, kurz COPSOQ-Fragebogen, genutzt, online oder in Papierform abrufbar unter: https://www.copsoq.de/copsoq-fragebogen/ (Freiburger Forschungsstelle für Arbeitswissenschaften [FFAW], 2024). Der Muster-Fragebogen ist in Anlage 1 enthalten. Beispielhafte Fragestellungen sind bezüglich:

- Arbeitszeiten und Flexibilität: „In meiner Freizeit bin ich für Personen, mit denen ich beruflich zu tun habe, erreichbar." (FFAW, 2024, S. 2).

- Arbeitsbelastung: „Meine Arbeit beansprucht so viel Energie, dass sich dies negativ auf mein Privatleben auswirkt." (FFAW, 2024, S. 2).

- Vereinbarkeit von Beruf und Privatleben: „Die Anforderungen meiner Arbeit stören mein Privat- und Familienleben." (FFAW, 2024, S. 2).

Die Motive hinter der Befragung zur WLB liegen in der Verbesserung von Wohlbefinden und Zufriedenheit der Mitarbeitenden sowie Steigerung ihrer Produktivität und Leistungsfähigkeit. Durch Identifizierung von Belastungsfaktoren und Bedürfnissen können gezielte – präventive – Maßnahmen entwickelt werden, um Arbeitsbedingungen und WLB nachhaltig zu verbessern (Bundesanstalt für Arbeitsschutz und Arbeitsmedizin [BAuA], 2020, S. 114-115; Ternès von Hattburg & Troxler, 2020, S. 46).

2.4 Formulierung der praktischen Bedarfe und Ziele

Die Analyse der aktuellen Bedarfe der Mitarbeitenden hinsichtlich ihrer WLB ergab eine Vielzahl von Herausforderungen, die es zu adressieren gilt. Basierend auf der Analyse wurden potenzielle Maßnahmen im digitalen Team identifiziert. Die nach der SMART-Methode formulierten Ziele sollen i.R. eines konkreten Maßnahmenplans umgesetzt werden, um eine nachhaltige Verbesserung der WLB zu erreichen. Eingegangen wird sowohl auf diverse individuelle Bedürfnisse als auch teamübergreifende Aspekte.

1. **Einführung flexibler Arbeitszeitmodelle**

   - Bedarf: Die Mitarbeitenden benötigen flexible Arbeitszeitmodelle mit der Möglichkeit, ihre Arbeitszeiten an individuelle Bedürfnisse anzupassen.

   - Ziel: Implementierung von neuen Arbeitszeitmodellen und klar definierten Regelungen, um mehr Autonomie und Flexibilität zu ermöglichen und zur Steigerung der Zufriedenheit der Mitarbeitenden mit ihrer WLB (Eichhorn & Tausch, 2023, S. 137).

2. **Klare Kommunikationsrichtlinien und Erreichbarkeitsregelungen**

   - Bedarf: Ständige Erreichbarkeit und unklare Kommunikationsrichtlinien führen zu einer vermehrten Belastung der Mitarbeitenden außerhalb ihrer regulären Arbeitszeiten.

   - Ziel: Entwicklung klarer Kommunikationsrichtlinien und Regelungen zur Erreichbarkeit sowie Implementierung von Kommunikationstools, um Grenzen zwischen Arbeit und Freizeit besser zu respektieren und die WLB zu verbessern, die Effizienz der Kommunikation und die Arbeit im virtuellen Arbeitsumfeld zu gewährleisten und zu erhöhen (Schemmel, 2022, S. 102-106).

3. **Gesundheitsfördernde Maßnahmen und Stressmanagement-Programme**

   - Bedarf: Der hohe Arbeitsdruck und die zunehmende Belastung führen zu Stress und Erschöpfung bei den Mitarbeitenden.

   - Ziel: Einführung von gesundheitsfördernden Maßnahmen zur Förderung des Wohlbefindens und Bereitstellung von Schulungen und Ressourcen wie Stressmanagement-Programme zur Reduzierung durchschnittlichen Arbeitsstresses und um die psychische und physische Gesundheit der Mitarbeitenden zu stärken und Stresssymptome zu reduzieren (BAuA, 2020).

4. **Förderung der Teamkultur und sozialen Interaktion**

- Bedarf: Die räumliche Distanz im Homeoffice erschwert den Austausch und die soziale Interaktion zwischen den Teammitgliedern.

- Ziel: Förderung offener, positiver Kommunikations- und Teamkultur und regelmäßige soziale Interaktionsmöglichkeiten durch Einführung eines wöchentlichen virtuellen Austauschs zur Unterstützung bei der WLB und Reflexion für alle Teammitglieder, um den Austausch über Arbeitsbelastung und Stress zu erleichtern, Lösungen zu finden und das Zusammengehörigkeitsgefühl zu stärken und Teamgeist zu fördern (Eichhorn & Tausch, 2023, S. 132-140).

Die formulierten Ziele zielen darauf ab, die identifizierten Bedarfe der Mitarbeitenden gezielt anzusprechen und durch konkrete Maßnahmen eine nachhaltige Verbesserung der WLB im digitalen Team zu erreichen.

3. Diagnose

Die Diagnose konzentriert sich auf die detaillierte Analyse der vorliegenden Situation des digitalen Teams mit zehn Mitarbeitenden im Hinblick auf ihre WLB. Dabei werden aktuelle Forschungsergebnisse und relevante Theorien herangezogen, um ein umfassendes Verständnis für zugrundeliegende Ursachen der unausgeglichenen WLB zu entwickeln.

3.1 Aktueller Wissensstand zur Work-Life-Balance und relevante Theorien

Theorien und Modelle dienen der Identifikation relevanter Anzeichen für Interventionen, Entwicklung eines Verständnisses ihrer Wirkmechanismen, Replizierbarkeit, Evaluation sowie Qualitätssicherung von Präventions- und Gesundheitsmaßnahmen. Durch das systematische Vorgehen bei der Planung von Maßnahmen wird der Fokus auf fundierte Begründungen mit klarer Zielformulierung gelegt (Bundeszentrale für gesundheitliche Aufklärung [BZgA], 2021).

Die WLB kennzeichnet das Ausmaß widersprüchlicher Anforderungen und Verantwortlichkeiten am Arbeitsplatz und im Privatleben. Ab den 1950er Jahren wurde sie für Frauen relevant, die versuchten, ein Gleichgewicht zwischen den Geschlechternormen, der Rolle der Frau im Haushalt und veränderte Chancen für Frauen am Arbeitsplatz, herzustellen. In jüngerer Zeit hat dieses Gleichgewicht sowohl für Männer als auch für Frauen noch mehr an Bedeutung gewonnen, da der technologische Wandel zu größerer Flexibilität in der Arbeitsstruktur geführt und gleichzeitig die Trennung zwischen Arbeit und Privatleben aufgehoben hat (Kirch, 2008, S. 1466). WLB bezieht sich auf das Gleichgewicht zwischen beruflichen Verpflichtungen und persönlichem Leben, das ermöglicht, sowohl produktiv im Beruf als auch erfüllt im Privatleben zu sein. Ein ausgeglichenes Verhältnis zwischen Arbeit und anderen Lebensbereichen ist wichtig für Wohlbefinden, Zufriedenheit und Gesundheit der Individuen (Wöhrmann, 2016, S. 11).

Drei Hauptansätze bzw. Konstrukte zur Untersuchung der WLB sind das Konfliktmodell, das Bereicherungsmodell und die globale Zufriedenheit mit der WLB (s. Abbildung 2). Die Konflikttheorie postuliert, dass Konflikte zwischen Arbeits- und Privatleben auftreten können, während das Bereicherungsmodell darauf hinweist, dass positive Erfahrungen in einem Bereich (Arbeit oder Privatleben) sich positiv auf andere Bereiche auswirken können – s.g. „positive Spillover". Bspw. können beruflich erworbene Kompetenzen im Privatleben angewandt werden, wodurch das Wohlbefinden verbessert wird (Wöhrmann, 2016, S. 11-12).

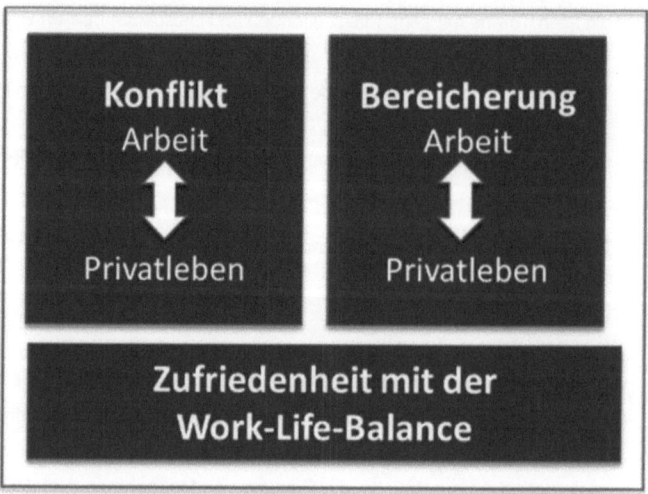

Abbildung 2: Konstrukte der Work-Life-Balance
Quelle: Wöhrmann, 2016, S. 12

Die Theorie der Rollenkonflikte besagt, dass Konflikte entstehen, wenn Anforderungen aus verschiedenen Lebensbereichen miteinander in Konflikt geraten. Das Bereicherungs- bzw. Ressourcenmodell besagt, dass individuelle Ressourcen wie Zeit, Energie und emotionale Unterstützung dazu beitragen können, Rollenkonflikte zu bewältigen und eine bessere WLB zu erreichen. Die Zufriedenheit mit der Vereinbarkeit von Privatleben und Arbeitstätigkeit „ist ein ganzheitlicher Ansatz, der eine umfassende Bewertung der Zufriedenheit mit der WLB auf emotionaler und kognitiver Ebene umfasst." (Wöhrmann, 2016, S. 11-12).

WLB-Probleme können durch verschiedene Faktoren verursacht werden, darunter lange Arbeitszeiten, hohe Arbeitsbelastung, unflexible Arbeitsumgebung, Mangel an sozialer Unterstützung und unzureichende Ressourcen zur Bewältigung von persönlichen und beruflichen Anforderungen (Lehr & Hillert, 2018, S. 150-152).

Unausgeglichene WLB kann sich langfristig negativ auf das physische und psychische Wohlbefinden auswirken. Stress, Überlastung und das Gefühl ständiger Erreichbarkeit können zu Burnout und anderen gesundheitlichen Problemen, geringerer Arbeitszufriedenheit, schlechterer Leistung am Arbeitsplatz sowie zu beeinträchtigten zwischenmenschlichen Beziehungen führen. Gute WLB trägt zum persönlichen Wohlbefinden bei und hat auch positive Auswirkungen auf die Gesundheit (Freier, 2018, S. 71).

Unternehmen und Einzelpersonen können sowohl auf der Verhältnis- als auch auf der Verhaltensebene verschiedene Strategien zur Verbesserung der WLB umsetzen, u.a. flexible Arbeitszeitmodelle, Remote-Arbeitsoptionen, Pausenförderung und Erholungszeiten, effektive Zeitmanagement-Techniken und soziale Unterstützung am Arbeitsplatz.

Es gibt geschlechtsspezifische Unterschiede in der WLB, wobei Frauen oft vor größeren Herausforderungen stehen, insbesondere im Hinblick auf die Vereinbarkeit von Beruf und Familie. Organisationen sollten zunehmend bestrebt sein, geschlechtergerechte Maßnahmen zur Unterstützung der WLB anzubieten.

Die fortschreitende Digitalisierung und der Einsatz von Technologie – die Arbeit 4.0 – verändern die Arbeitswelt und haben sowohl positive als auch negative Auswirkungen auf die WLB. Während digitale Tools und Remote-Arbeitsmöglichkeiten Flexibilität bieten können, besteht auch die Gefahr einer ständigen Erreichbarkeit und der Verschmelzung von Arbeits- und Privatleben.

Flexibilität in der Arbeitszeitgestaltung und die Möglichkeit, autonom zu arbeiten, sind wichtige Faktoren für eine gute WLB. Mitarbeitende, die über Flexibilität verfügen und selbst entscheiden können, wann und wo sie arbeiten, haben oft eine bessere Balance zwischen Arbeit und Privatleben (Althammer, Wöhrmann & Michel, 2024; Demerouti, Derks, ten Brummelhuis & Bakker, 2014).

Unternehmen können durch Implementierung von Maßnahmen zur Förderung der WLB ihrer Mitarbeitenden helfen. Dazu gehören flexible Arbeitszeitmodelle, Unterstützungsangebote wie Kinderbetreuung oder Beratungsdienste, klare Richtlinien zur Arbeitszeitgestaltung und Erreichbarkeit sowie Schulungen zum Umgang mit digitalen Tools und Technologien.

Insgesamt wird die WLB als komplexes und multidimensionales Konzept von diversen Faktoren beeinflusst. Eine ganzheitliche Betrachtung und Implementierung geeigneter Maßnahmen können dazu beitragen, eine verbesserte Balance zwischen Privatleben und Arbeit zu erreichen und das Wohlbefinden der Mitarbeitenden zu fördern (Helmold & Dathe, 2023, S. 238-242; Wöhrmann, 2016).

3.2 Anwendung des 4-Säulen-Modells auf die Lage des digitalen Teams

WLB bezieht sich nicht nur auf Balance zwischen Arbeit und Privatleben, sondern umfasst nach Seiwert (2011) auch die Lebensbereiche Familie, Freizeit und Gesundheit. Ein ausgewogenes Verhältnis zwischen diesen vier Bereichen kann das Wohlbefinden und die Lebenszufriedenheit fördern. Das 4-Säulen-Modell der WLB bietet eine umfassende Perspektive auf diese Lebensbereiche – wie Abbildung 3 illustriert und wie im Folgenden im Kontext des zuvor vorgestellten digitalen Teams detaillierter beschrieben wird (S. 20-21):

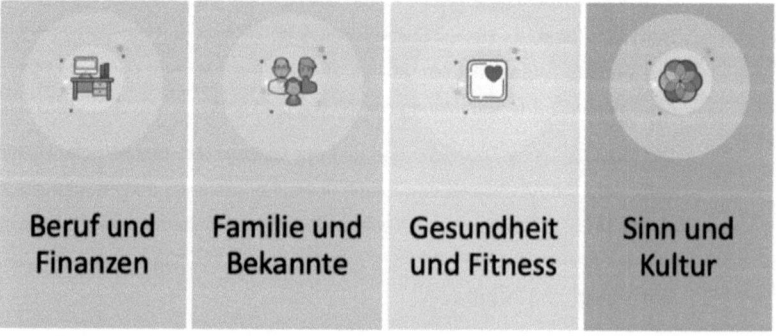

Abbildung 3: 4-Säulen-Modell der Work-Life-Balance
Quelle: Eigene Darstellung, angelehnt an Seiwert, 2011, S. 20

1. **Arbeit:** Diese Säule umfasst berufsbezogene Aktivitäten und Verpflichtungen. Im Kontext von Homeoffice-Arbeit kann die Umstellung positive und auch negative Auswirkungen haben. Positiv könnte die Flexibilität der Arbeitszeiten und Abwesenheit eines Arbeitswegs die WLB verbessern. Das Verschwimmen der Grenzen zwischen Arbeit und Privatleben sowie ständiger Erreichbarkeitsdruck könnte jedoch zu Überlastung führen.

2. **Familie:** Diese Säule begreift die Beziehungen zu Familienmitgliedern und die Erfüllung familiärer Verpflichtungen. Die Umstellung auf Homeoffice-Arbeit bietet die Möglichkeit, mehr Zeit mit der Familie zu verbringen und die Vereinbarkeit von Beruf und Familie zu verbessern. Gleichzeitig könnten Herausforderungen der Arbeit von zu Hause aus die familiäre Harmonie beeinträchtigen.

3. **Gesundheit:** Diese Säule beinhaltet die körperliche und psychische Gesundheit. Die Umstellung auf Homeoffice-Arbeit könnte positive Auswirkungen auf die Gesundheit haben, indem sie Stress durch den Arbeitsweg reduziert und mehr Zeit für Bewegung ermöglicht. Andererseits könnten soziale Isolation und Unmöglichkeit, sich vom Arbeitsplatz zu distanzieren, negative Auswirkungen auf die psychische Gesundheit haben (Shifrin & Michel, 2022).

4. **Freizeit:** Diese Säule umfasst alle Aktivitäten außerhalb der Arbeit und familiären Verpflichtungen, die zur Erholung und Entspannung dienen. Die Umstellung auf Homeoffice-Arbeit ermöglicht es den Mitarbeitenden, mehr Zeit für Hobbys und persönliche Interessen zu haben. Jedoch besteht auch die Gefahr, dass Arbeit in den Freizeitbereich eindringt und die Möglichkeit zur Erholung beeinträchtigt (Althammer et al., 2024; Seiwert, 2011, S. 20-21).

Im Kontext des digitalen Teams ist es wichtig, die Stärken und Schwächen jeder Säule zu identifizieren und gezielte Maßnahmen zu ergreifen, um die WLB der Mitarbeitenden zu unterstützen und zu verbessern.

3.3   Beschreibung der Durchführung der Mitarbeiterbefragung

Die Befragung zur WLB wurde durchgeführt, um Einblicke in die aktuelle Situation der Mitarbeitenden im digitalen Team zu erhalten und spezifische Herausforderungen sowie Bedürfnisse im Zusammenhang mit der WLB zu identifizieren.

Die Methodik und Durchführung der Befragung zielen darauf ab, relevante Informationen zu sammeln und eine breite Palette von Themenbereichen abzudecken. Die Methodik umfasste zunächst die Entwicklung eines Fragebogens, angelehnt an den COPSOQ, der verschiedene Aspekte der WLB fokussiert, u.a. Arbeitszeiten, Flexibilität, Stress, Kommunikation und soziale Unterstützung. Der Fragebogen wurde sorgfältig validiert und an spezifische Bedürfnisse des digitalen Teams adaptiert.

Die Befragung wurde online durchgeführt, um eine breite Teilnahme zu ermöglichen und die Anonymität der Teilnehmenden zu gewährleisten. Die Mitarbeitenden erhielten klare Anweisungen zur Teilnahme und konnten den Fragebogen innerhalb eines festgelegten Zeitraums von zwei Wochen ausfüllen.

Die Ergebnisse der Befragung wurden anschließend analysiert und aufbereitet, um relevante Erkenntnisse zu gewinnen. Dabei wurden sowohl quantitative als auch qualitative Daten berücksichtigt, um ein umfassendes Bild der WLB im digitalen Team zu erhalten.

Die Präsentation der Ergebnisse erfolgte in Form von Berichten und Grafiken, die die wichtigsten Ergebnisse und Trends hervorheben. Dabei wurden auch Vergleiche mit Benchmarks und branchenüblichen Standards durchgeführt, um die Ergebnisse in einen größeren Kontext zu stellen.

Die Relevanz der Befragungsergebnisse für die Diagnose liegt in der Möglichkeit, die konkreten Bedarfe und Herausforderungen der Mitarbeitenden zu identifizieren und zu verstehen. Die Ergebnisse liefern Hinweise darauf, welche Bereiche der WLB besonders problematisch sind und wo gezielte Maßnahmen erforderlich sind.

Die Evaluierung der Befragung beinhaltet diverse Kriterien zur Ergebnisbewertung wie Erfassung der Zufriedenheit der Mitarbeiter mit ihrer WLB auf einer Skala von 1 bis 5, die eine quantitative Analyse der allgemeinen Zufriedenheit ermöglicht. Höhere Durchschnittswerte deuten auf höhere Zufriedenheit hin, während niedrigere Werte potenzielle Probleme oder Unzufriedenheit anzeigen können. Eine Häufigkeitsanalyse und Art der genannten Herausforderungen und Bedürfnisse können wiederkehrende, signifikante Themen identifizieren. Der Vergleich aktueller Ergebnisse mit früheren Befragungen oder branchenüblichen Standards ermöglicht es, Trends im Zeitverlauf oder im Vergleich zu anderen Unternehmen oder Organisationen zu identifizieren, um die Wirksamkeit von Maßnahmen zur Verbesserung der WLB zu bewerten. Die Analyse offener Feedback-Kommentare und spezifischer Verbesserungsvorschläge liefert qualitative Einblicke in individuelle Meinungen und Bedürfnisse. Die Kombination dieser Bewertungskriterien erlaubt eine umfassende Analyse der Mitarbeiterbefragung zur WLB und unterstützt die fundierten Entscheidungen bei der Entwicklung von Maßnahmen zur Verbesserung der WLB im digitalen Team (Nagel, Kohls & John, 2018, S. S. 347-352).

Die Diskussion der Unterschiede oder Übereinstimmungen zwischen den Befragungs-
ergebnissen und den theoretischen Konzepten ermöglicht die Überprüfung der Validität
der theoretischen Modelle und Identifikation möglicher Diskrepanzen. Dies trägt dazu
bei, die Diagnose genauer zu gestalten und gezielte Interventionen zur Verbesserung
der WLB im digitalen Team abzuleiten.

3.4 Analyse der Ergebnisse und Ableitung von Handlungsbedarf

Nach der Durchführung der Diagnose zur WLB im digitalen Team lassen sich folgende
wichtige Erkenntnisse zusammenfassen:

1. **Arbeitszeitflexibilität und Erreichbarkeitsdruck:** Die Mitarbeitenden berichten
   über eine zunehmende Unausgewogenheit zwischen Arbeitszeit und Freizeit und
   einem ständigen Erreichbarkeitsdruck.

2. **Kommunikation und Teamzusammenarbeit:** Es besteht Bedarf an effektiven
   Kommunikationsstrukturen und Möglichkeiten virtueller Zusammenarbeit, um die
   soziale Interaktion und den Teamzusammenhalt zu stärken.

3. **Gesundheit und Wohlbefinden:** Die physische und psychische Gesundheit der
   Mitarbeitenden ist von Bedeutung, insbesondere die Förderung von gesunden
   Lebensgewohnheiten. Dies umfasst bspw. ergonomische Arbeitsplatzgestaltung,
   Bewegungsmöglichkeiten und Angebote zur Stressbewältigung.

4. **Soziale Unterstützung:** Die Ressource soziale Unterstützung innerhalb des
   Teams und von Seiten der Führungskraft, ein offenes Arbeitsumfeld, in dem sich
   die Mitarbeitenden gegenseitig unterstützen und Probleme ansprechen können,
   trägt zu einem positiven Arbeitsklima bei.

Basierend auf diesen Erkenntnissen lässt sich folgender Handlungsbedarf ableiten, um
die WLB im digitalen Team zu verbessern:

1. **Implementierung flexibler Arbeitszeitmodelle:** Einführung von Gleitzeitregelungen oder Vertrauensarbeitszeit und klaren Richtlinien zur Erreichbarkeit außerhalb der regulären Arbeitszeiten, um den Mitarbeitenden mehr Flexibilität bei
   der Arbeitszeitgestaltung zu ermöglichen.

2. **Schulungen zu Zeit- und Selbstmanagement:** Angebote von Schulungen und Workshops zur Förderung von Zeitmanagementfähigkeiten und Stressbewältigungstechniken, um den Mitarbeitenden dabei zu helfen, ihre Arbeitsbelastung besser zu bewältigen (Mattes, 2022, S. 135-143).

3. **Förderung einer gesunden Arbeitsumgebung:** Bereitstellung ergonomischer Arbeitsplätze, Förderung von Pausen während der Arbeitszeit und Angebote zur Förderung der körperlichen Gesundheit, z.B. Yoga-Kurse oder Fitnessangebote.

4. **Förderung der Teamkommunikation und -zusammenarbeit:** Einführung von Kommunikationsrichtlinien, Schulungen und Workshops zur Verbesserung der virtuellen Kommunikationsfähigkeiten und Implementierung von digitalen Tools zur effektiven Zusammenarbeit und sozialen Interaktion im Team.

Die Entwicklung von maßgeschneiderten Lösungsansätzen, die auf den identifizierten Ursachen und Bedürfnissen basieren, ist entscheidend für nachhaltige Verbesserung der WLB im digitalen Team. Gezielte Interventionen können Mitarbeitende unterstützen, ein ausgewogenes Verhältnis zwischen dem Arbeits- und Privatleben zu erreichen und langfristig zu erhalten.

Insgesamt verdeutlichen aktuelle Forschungsergebnisse und theoretische Konzepte die Komplexität der WLB im Zusammenhang mit Homeoffice-Arbeit und digitalen Teams. Es ist entscheidend, diese Aspekte zu verstehen und gezielte Maßnahmen zu ergreifen, um die WLB der Mitarbeitenden zu fördern und langfristig zu unterstützen. Kontinuierliche Forschung und Entwicklung von Maßnahmen zur Förderung der WLB sind daher von großer Bedeutung für Organisationen, Individuen und die Gesellschaft als Ganzes (Steinrücke & Zimpelmann, 2024). Studien zeigen zudem, dass Homeoffice-Arbeit die Vereinbarkeit von Beruf und Familie erleichtern kann, da Mitarbeitende mehr Flexibilität haben, um ihre Arbeitszeiten an persönliche Verpflichtungen anzupassen. Gleichzeitig kann jedoch die klare Abgrenzung zwischen Arbeit und Freizeit erschwert werden, was zu einer Überlastung und einem ständigen Erreichbarkeitsdruck führen kann (Steinrücke & Zimpelmann, 2024). Die Forschung zeigt, dass effektive virtuelle Zusammenarbeit und klare Kommunikationsstrukturen entscheidend sind, um die WLB der Teammitglieder zu unterstützen (Kok, Peters & Ruiter, 2017).

Ein relevantes theoretisches Konzept zur WLB bietet das 4-Säulen-Modell. Es betont die Bedeutung eines Gleichgewichts zwischen den Bereichen allgemeinen Wohlbefindens und Lebenszufriedenheit. Im Kontext von digitalen Teams und Homeoffice-Arbeit ist es wichtig, die Auswirkungen auf jede dieser Säulen zu berücksichtigen und Maßnahmen zu entwickeln, um ein ausgewogenes Verhältnis zu fördern (Ternès von Hattburg & Troxler, 2020, S. 33-42).

4. Maßnahmen- und Handlungskonzept

Basierend auf den Ergebnissen der Bedarfsanalyse und Erkenntnissen der Diagnose zur Verbesserung der WLB werden im Maßnahmen- und Handlungsplan konkrete Schritte zur Umsetzung formuliert (Treier, 2023, S. 268-269).

Einen Rahmen für die Planung und Umsetzung von Maßnahmen zur WLB liefert dabei der Public Health Action Cycle (BZgA, 2021):

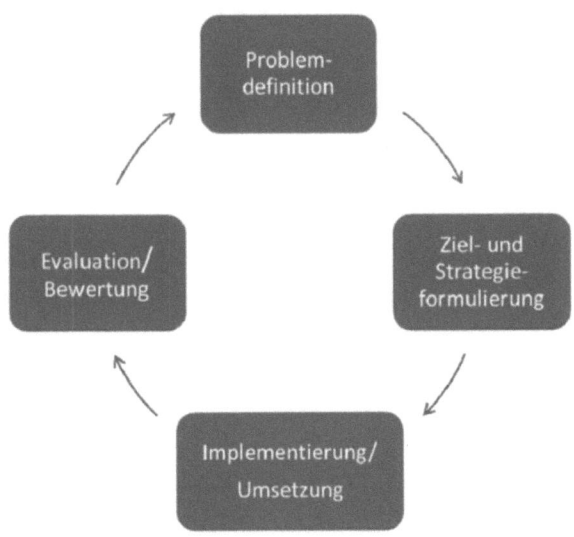

Abbildung 4: Public Health Action Cycle
Quelle: Eigene Darstellung

Der BGM-Managementzyklus setzt mit seinen als Lernzyklus angelegten Kernprozessen Analyse, Planung, Durchführung bzw. Intervention und Evaluation, auch PDCA-Zyklus (Plan-Do-Check-Act), am systematischen und planvollen Vorgehen des Public Health Action Cycle an (Treier, 2023, S. 92; GKV-Spitzenverband, 2021, S. 105). Zur Abschätzung wirtschaftlicher Effekte von Maßnahmen zur Gesundheitsförderung und kontinuierlichen Steuerung kann das Instrument der Balanced Scorecard (BSC) genutzt werden (BKK Bundesverband, 2018, S. 30-31; Uhle & Treier, 2019, S. 25). Zum Beispiel Ziel: WLB verbessern, Kennzahl: Mitarbeiterbefragung, Soll-Vorgabe: Leistungs- und Produktivitätssteigerung um 20 %, Maßnahme: Implementierung neuer Arbeitszeitmodelle.

4.1 Möglichkeiten der Einflussnahme auf die Work-Life-Balance

Die Möglichkeiten der Einflussnahme auf die WLB können in individuelle Unterstützung durch die Führungskraft (FK) und unternehmensweite Maßnahmen differenziert werden.

4.1.1 Individuelle Unterstützung durch die Führungskraft

Zu den Maßnahmen individueller Unterstützung durch die FK zur Förderung der WLB der Mitarbeitenden im digitalen Team zählen (Mattes, 2022, S. 91-177):

1. **Regelmäßige Einzelgespräche:** Die FK sollte regelmäßige Einzelgespräche mit den Mitarbeitenden führen, um individuelle Bedürfnisse, Herausforderungen und Ziele zu identifizieren. In Gesprächen können Fragen zur Arbeitsbelastung, zum Arbeitszeitmanagement und zu persönlichen Anliegen offen erörtert werden, um mögliche Hindernisse zu erkennen.

2. **Bereitstellung von Ressourcen und Unterstützung:** Die FK stellt Ressourcen und Unterstützungsdienste zur Verfügung, um die Vereinbarkeit von Beruf und Privatleben der Mitarbeitenden zu verbessern, z.B. Angebote wie die Organisation von Kinderbetreuungsmöglichkeiten während der Arbeitszeit und Unterstützung bei der Organisation von Pflegeangeboten für Angehörige sowie Zugang zu psychologischer Beratung. Die Mitarbeitenden erhalten Informationen über diese Ressourcen und können bedarfsweise individuelle Unterstützung in Anspruch nehmen (Mattes, 2022, S. 118-119).

3. **Förderung einer offenen Kommunikationskultur:** Die FK sollte eine offene, unterstützende Kommunikationskultur im Team fördern, in der Mitarbeitende ihre Anliegen und Probleme frei ansprechen können. Teammeetings, Feedbackrunden und informelle Gespräche können gefördert werden, um ein Klima des Vertrauens und der Offenheit zu schaffen, in dem Mitarbeitende sich sicher fühlen, ihre Bedürfnisse zu kommunizieren (Mattes, 2022, S. 182-190).

4. **Bereitstellung flexibler Arbeitszeitmodelle:** Die FK sollte flexible Arbeitszeitmodelle einführen und den Mitarbeitenden Autonomie und Kontrolle über ihre Arbeitszeiten durch Einführung von Gleitzeitregelungen, Teilzeitmöglichkeiten oder individuellen Arbeitszeitarrangements ermöglichen (BAuA, 2020, S. 93).

4.1.2 Unternehmensweite Maßnahmen zur Förderung der Balance

Die Möglichkeiten der Einflussnahme auf die WLB werden auf der Unternehmensseite in Schaffung eines gesunden Arbeitsumfelds, Infrastrukturverbesserung, technologische Unterstützung und die Implementierung eines Feedback- und Evaluationsmechanismus zusammengefasst (Wöhrmann, 2016). Zur **Schaffung eines gesundheitsförderlichen Arbeitsumfelds** sind folgende Schritte geplant (Schlie & Wendland, 2023, S. 55):

1. **Implementierung eines Mentoring-Programms:** Entwicklung eines Mentoring-Konzepts, das darauf abzielt, erfahrene Mitarbeitende als Mentoren für Kollegen einzusetzen, um diese bei der Bewältigung von Work-Life-Herausforderungen zu unterstützen. Dazu gehören Identifikation potenzieller Mentoren innerhalb des Unternehmens, die über entsprechende Erfahrung und Kompetenzen verfügen und Einführung des Mentoring-Programms durch eine Auftaktveranstaltung, bei der Mentoren und Mentees zusammengebracht werden und Ziele sowie Erwartungen festgelegt werden. Weiter bedarf es regelmäßige Treffen zwischen dem Mentor und Mentee zur Reflexion, Problemlösung und Weiterentwicklung.

2. **Schulungen und Workshops zur Stressbewältigung und Zeitmanagement:** Entwicklung von Schulungs- und Workshop-Konzepten, die auf die Bedürfnisse der Mitarbeitenden zugeschnitten sind und Methoden zur Stressbewältigung und zum effektiven Zeitmanagement vermitteln. Dies erfordert Planung und Durchführung von regelmäßigen Schulungen und Workshops, die für alle Mitarbeitenden des Unternehmens zugänglich sind, die Bereitstellung von praktischen Tipps, Tools und Techniken zur Stressreduzierung und effizienten Arbeitsorganisation sowie Evaluierung der Schulungs- und Workshop-Erfolge durch Feedback der Teilnehmenden und Anpassung der Inhalte bei Bedarf.

3. **Förderung einer offenen Kommunikationskultur:** Initiierung eines Kulturwandels, der eine offene, vertrauensvolle Kommunikation im Unternehmen fördert. Dies bedeutet Implementierung von Maßnahmen wie regelmäßige Feedbackgespräche, offenen Foren für Feedback und eine transparente Informationspolitik seitens des Managements, Schulung von Führungskräften und Mitarbeitenden in kommunikativen Kompetenzen, Konfliktlösungsstrategien und Etablierung von Kommunikationskanälen, die Mitarbeitenden ermöglichen, ihre Bedürfnisse und Anliegen frei zu äußern, bspw. durch anonyme Feedback-Möglichkeit oder Mitarbeiterbefragungen. Die Umsetzung dieser Maßnahmen wird kontinuierlich überwacht und evaluiert, um sicherzustellen, dass sie effektiv zur Förderung der WLB im Unternehmen beitragen.

Für die **technologische Unterstützung und Infrastrukturverbesserung** sind folgende konkrete Umsetzungsschritte bestimmt (Ternès von Hattburg & Troxler, 2020, S. 38-42):

1. **Bereitstellung von digitalen Tools und Ressourcen:** Identifikation und Implementierung geeigneter digitale Tools und Ressourcen durch die IT-Abteilung wie Tools für Videokonferenzen, gemeinsame Dokumentenbearbeitung und Projektmanagement. Die Mitarbeitenden erhalten eine Schulung zur Nutzung dieser Tools und werden darüber informiert, wie sie diese effektiv für ihre Arbeit und Kommunikation im Homeoffice einsetzen können.

2. **Überprüfung und Optimierung der technischen Infrastruktur:** Die IT-Abteilung überprüft die bestehende technische Infrastruktur des Unternehmens und identifiziert mögliche Engpässe oder Schwachstellen, die reibungsloses Arbeiten beeinträchtigen könnten. Anschließend werden Maßnahmen ergriffen, wie z.B. Implementierung von Sicherheitsmaßnahmen für Remote-Zugriff, Upgrades von Netzwerkverbindungen oder Erweiterungen der Serverkapazitäten, um die Infrastruktur zu optimieren und sicherzustellen, dass Mitarbeitende über notwendige Ressourcen verfügen, um effizient von zu Hause aus zu arbeiten.

3. **Schulung der Mitarbeitenden im Umgang mit den digitalen Arbeitswerkzeugen und Technologien:** Organisation von Schulungen und Trainings durch die IT-Abteilung für die Mitarbeitenden, um sie im Umgang mit digitalen Arbeitswerkzeugen und Technologien zu schulen. Z.B. Nutzung bereitgestellter digitaler Tools – in Präsenz und auch online – um den unterschiedlichen Bedürfnissen der Mitarbeitenden gerecht zu werden.

Für das **Feedback und die kontinuierliche Evaluation** auf Unternehmensseite sind folgende konkrete Umsetzungsschritte vorgesehen (Treier, 2021, S. 34-35):

1. **Etablierung regelmäßiger Feedback-Mechanismen:** Die FK implementiert Feedback-Mechanismen, um die Wirksamkeit der implementierten Maßnahmen zur Verbesserung der WLB zu überprüfen. Dies kann in Form von regelmäßigen Feedback-Gesprächen mit den Mitarbeitenden oder einer Box für anonymes Feedback erfolgen. Das Feedback wird strukturiert erfasst und analysiert, um mögliche Verbesserungspotenziale zu identifizieren und passende Maßnahmen einzuleiten.

2. **Durchführung periodischer Mitarbeiterumfragen zur Work-Life-Balance:** Die HR-Abteilung organisiert regelmäßige Umfragen zur WLB zur Identifikation aktueller Bedarfe der Mitarbeitenden und von Verbesserungspotenzialen. Die Fragen umfassen verschiedene Aspekte der WLB, wie z.B. die Arbeitsbelastung, Flexibilität der Arbeitszeiten und Unterstützungsangebote.

3. **Anpassung und Weiterentwicklung des Maßnahmen- und Handlungsplans:**
Basierend auf Ergebnissen der Evaluationen und Feedback der Mitarbeitenden wird der Maßnahmen- und Handlungsplan kontinuierlich überprüft und angepasst. Verbesserungspotenziale und Handlungsbedarf werden identifiziert und neue Maßnahmen entwickelt, um die WLB weiter zu verbessern. Aktualisierte Maßnahmen werden transparent kommuniziert und in enger Zusammenarbeit mit den Mitarbeitenden umgesetzt (Adler & Baumann, 2023, S. 7-10).

4.2   Konkrete Umsetzungsschritte und Zeitplan

In der nachfolgenden Tabelle 1 sind konkrete Umsetzungsschritte und ein Zeitplan für die Maßnahmen zur Verbesserung der WLB im digitalen Team, die sich aus der Analyse der Mitarbeiterbefragung als signifikant ergaben, vorgestellt:

Akteur	Maßnahme	Umsetzungsschritte	Zeitplan
FK	Individuelle Unterstützung	1. Umsetzung von regelmäßigen Einzelgesprächen mit den Mitarbeitenden 2. Einrichtung flexibler Arbeitszeiten 3. Förderung einer offenen Kommunikationskultur und Bereitstellung Unterstützungsdienste wie psychologischer Beratung	• binnen zwei Monate • bis Monatsende • ab sofort • bis Quartalsende
KMU	Unternehmensweite Maßnahmen	1. Entwicklung eines Mentoring-Programms 2. Durchführung von Schulungen und Workshops zu Stress und Zeitmanagement 3. Förderung offener Kommunikationskultur	• binnen vier Monate • binnen sechs Monate • bis Quartalsende
	Technologische Unterstützung	1. Überprüfung der aktuellen technologischen Infrastruktur und Identifizierung von Verbesserungsmöglichkeiten 2. Implementierung der erforderlichen technologischen Lösungen und Schulung der Mitarbeitenden	• binnen eines Monats • bis Ende des nächsten Quartals
	Feedback und kontinuierliche Evaluation	1. Einrichtung regelmäßiger Feedbackrunden 2. Durchführung jährliche Mitarbeiterbefragung zur Work-Life-Balance 3. Analyse der Ergebnisse und Anpassung des Maßnahmenplans basierend auf den Rückmeldungen	• binnen der nächsten drei Monate • binnen zwölf Monaten • bis Ende des Jahres

Tabelle 1: Maßnahmen- und Handlungsplan

Quelle: Eigene Darstellung

Die in Tabelle 1 dargestellten Umsetzungsschritte werden in enger Zusammenarbeit mit den betroffenen Mitarbeitenden festgelegt und regelmäßig überwacht, um sicherzustellen, dass die Maßnahmen effektiv umgesetzt werden und die angestrebten Ziele erreicht werden. Der Zeitplan stellt zudem sicher, dass die Maßnahmen zur Verbesserung der WLB im digitalen Team zügig umgesetzt und kontinuierlich überwacht und angepasst werden können.

Indem die FK individuelle Unterstützung bietet, flexiblere Arbeitszeitmodelle einführt, eine offene Kommunikationskultur fördert und Ressourcen und Unterstützung bereitstellt, kann sie dazu beitragen, die WLB der Mitarbeitenden aktiv zu verbessern und ein unterstützendes Arbeitsumfeld zu schaffen, das das Wohlbefinden und die Zufriedenheit am Arbeitsplatz fördert.

Durch bspw. Feedback- und Evaluationsmechanismen wird sichergestellt, dass der Maßnahmen- und Handlungsplan kontinuierlich an die Bedürfnisse und Anliegen der Mitarbeitenden angepasst wird und eine nachhaltige Verbesserung der WLB im digitalen Team erreicht wird (Adler & Baumann, 2023, S. 7-10; De Bock & Rehfuess, 2021).

5.　Diskussion

Die Diskussion dient dazu, kritisch die Ergebnisse der durchgeführten Maßnahmen zu reflektieren, die Wirksamkeit der angewandten Methoden zu bewerten und mögliche Grenzen des Modells zu identifizieren. Zudem werden zusätzliche Einflussfaktoren diskutiert, die bei der Verbesserung der WLB berücksichtigt werden sollten.

5.1　Kritische Reflexion der dargelegten Theorie und Vorgehensweise

Die Anwendbarkeit des 4-Säulen-Modells der WLB auf die spezifische Situation des digitalen Teams erwies sich als adäquat, da die vier Säulen – Arbeit, Familie, Gesundheit und persönliche Interessen – relevante Aspekte für die Mitarbeitenden darstellten, zeigt jedoch gewisse Herausforderungen auf. Während das angewandte Modell eine nützliche Struktur bietet, um verschiedene Aspekte der WLB zu betrachten, müssen zusätzlich spezifische Bedingungen des digitalen Teams berücksichtigt werden.

Die durchgeführte Mitarbeiterbefragung zur WLB mithilfe des COPSOQ-Fragebogens erwies sich als sehr valides, effektives Instrument zur Erfassung der Bedarfe und lieferte wertvolle Einblicke in Belastungsfaktoren der Mitarbeitenden, jedoch können mögliche Limitationen oder Verzerrungen bei der Datenerhebung und Ergebnisinterpretation der nicht vollständig ausgeschlossen werden und sind daher bei der Datenerhebung und Interpretation der Ergebnisse zu berücksichtigen.

Die Fallstudie zeigt auf, dass Prävention zur Gesundheitsförderung am Arbeitsplatz in Anbetracht der digitalen Transformation und eines zunehmend stressigen Berufsalltags an Bedeutung wächst. Traditionelle Elemente des BGM reichen jedoch nicht mehr aus. Es empfiehlt sich, Arbeitsprozesse an neue technologische Möglichkeiten anzupassen, um Mitarbeitende individuell zu fördern und weiterzuentwickeln. Die Arbeitsbedingungen und Unternehmenskultur sollten entsprechend angepasst werden. Gleichzeitig ist die Förderung digitaler Kompetenzen der Mitarbeitenden wichtig. Ein ganzheitliches BGM trägt dazu bei, das Wohlbefinden der Mitarbeitenden zu steigern und langfristig die Ziele des Unternehmens sowie das Unternehmensimage positiv zu beeinflussen (Ternès von Hattburg & Troxler, 2020, S. 46). Das fiktive Beispiel illustriert, wie Arbeitsprozesse im Sinne einer gesunden Digitalisierung gestaltet werden können, um die Mitarbeitenden zu fördern und das Unternehmen zu stärken.

5.2 Evaluation der Erfüllung der festgestellten Bedarfe

Die implementierten Maßnahmen zur Verbesserung der WLB wurden größtenteils von den Mitarbeitenden positiv aufgenommen und führten zu einer spürbaren Verbesserung des Arbeitsklimas. Die Flexibilisierung der Arbeitszeitmodelle und die Einführung klarer Kommunikationsrichtlinien trugen dazu bei, die Arbeitszufriedenheit zu steigern. Trotz einiger Herausforderungen bei der Umsetzung der Maßnahmen, wie bspw. technische Schwierigkeiten im Homeoffice und Schwierigkeiten bei der Anpassung an die neuen Arbeitsstrukturen, konnten die formulierten Ziele größtenteils erreicht werden. Diese Herausforderungen erfordern kontinuierliche Anpassungen und Lösungsansätze seitens des Managements. Die erreichten Ziele zur Verbesserung der WLB wurden teilweise erreicht, jedoch blieben einige Aspekte noch hinter den Erwartungen zurück. Es wurde aufgezeigt, dass das angewandte 4-Säulen-Modell nicht alle Facetten der komplexen Realität im digitalen Team abbilden konnte.

5.3   Grenzen des 4-Säulen-Modells und zusätzliche Einflussfaktoren

Das 4-Säulen-Modell der WLB bietet zwar eine nützliche Grundlage, um verschiedene Dimensionen der WLB zu erfassen, stößt jedoch an seine Grenzen, wenn es um die Berücksichtigung individueller Lebensumstände und externer Stressoren geht. Weitere Faktoren wie familiäre Verpflichtungen, persönliche Interessen und externe Stressoren können die WLB der Mitarbeitenden erheblich beeinflussen und müssen in zukünftigen Untersuchungen und Maßnahmen stärker berücksichtigt werden.

5.4   Fazit und Ausblick

Zusammenfassend zeigt die Diskussion, dass die Implementation von Maßnahmen zur Verbesserung der WLB im digitalen Team erfolgreich war, ein komplexes Unterfangen ist, das eine ganzheitliche Herangehensweise erfordert und Raum für Verbesserungen bietet. Ein langfristiger und ganzheitlicher Ansatz, der die individuellen Bedürfnisse der Mitarbeitenden berücksichtigt und externe Einflussfaktoren einbezieht, ist entscheidend für die kontinuierliche Verbesserung der WLB. Während die durchgeführten Maßnahmen positive Auswirkungen hatten, bleiben Herausforderungen und Limitationen bestehen, die es in zukünftigen Schritten zu berücksichtigen gilt.

Ein langfristiger Ausblick auf mögliche weitere Schritte zur konstanten Verbesserung der WLB betont die Bedeutung einer anpassungsfähigen und sensiblen Arbeitskultur, die die individuellen Bedürfnisse und Lebensumstände der Mitarbeitenden ernst nimmt, um dieses Ziel zu erreichen und das Wohlbefinden der Mitarbeitenden langfristig zu fördern.

Anlage 1: Muster-COPSOQ zu psychosozialen Faktoren am Arbeitsplatz

[Die Anlage ist aus urheberrechtlichen Gründen nicht im Lieferumfang enthalten.]

Quelle: FFAW, 2024

Literaturverzeichnis

Adler, B. & Baumann, R. (2023). Wirksamkeit eines kombinierten Präsenz- und Online-Seminars zur Gesundheitsförderung für berufstätige und studierende pflegende Angehörige. In R. Baumann, M. Mühlfelder, S. Seidl, A. Wendland (Hrsg.), Psychologie Digital. Chancen und Risiken der Digitalisierung in der angewandten Psychologie (S. 1–12). Wiesbaden: Springer Fachmedien Wiesbaden. doi:10.1007/978-3-658-42396-4_1

Althammer, S. E., Wöhrmann, A. M. & Michel, A. (2024). How Positive Activities Shape Emotional Exhaustion and Work-Life Balance: Effects of an Intervention via Positive Emotions and Boundary Management Strategies. Occupational Health Science, 8(1), 43–70. doi:10.1007/s41542-023-00163-x

Badura, B., Ducki, A., Schröder, H., Klose, J. & Meyer, M. (Hrsg.). (2018), Fehlzeiten-Report 2018. Sinn erleben – Arbeit und Gesundheit. Berlin, Heidelberg: Springer Berlin Heidelberg. doi:10.1007/978-3-662-57388-4

Bundesanstalt für Arbeitsschutz und Arbeitsmedizin (BAuA) (2020). Stressreport Deutschland 2019: Psychische Anforderungen, Ressourcen und Befinden.

Bundesverband der Betriebskrankenkassen (BKK-Bundesverband) (2018). Gesund. Stark. Erfolgreich - Der Gesundheitsplan für Ihren Betrieb.

De Bock, F. & Rehfuess, E. (2021). Establishing evidence-based prevention and health promotion: criteria for evidence-based interventions and necessary organizational requirements and capacities. Bundesgesundheitsblatt - Gesundheitsforschung - Gesundheitsschutz. Springer Science and Business Media Deutschland GmbH. doi:10.1007/s00103-021-03320-1

Breisig, T. (2020). Führung auf Distanz und gesunde Führung bei mobiler Arbeit. Zeitschrift für Arbeitswissenschaft, 74(3), 188–194. doi:10.1007/s41449-020-00219-6

Bundeszentrale für gesundheitliche Aufklärung (BZgA) (2021). Erklärungs- und Veränderungsmodelle 2: Theoriebasierte Interventionsplanung. Zugriff am 10.05.2024. Verfügbar unter https://leitbegriffe.bzga.de/alphabetisches-verzeichnis/erklaerungs-und-veraenderungsmodelle-2-theoriebasierte-interventionsplanung/

Demerouti, E., Derks, D., ten Brummelhuis, L. L. & Bakker, A. B. (2014). New Ways of Working: Impact on Working Conditions, Work–Family Balance, and Well-Being. The Impact of ICT on Quality of Working Life (S. 123–141). Dordrecht: Springer Netherlands. doi:10.1007/978-94-017-8854-0_8

Eberhardt, D. (Hrsg.). (2016). Führung von Vielfalt. Berlin, Heidelberg: Springer Berlin Heidelberg. doi:10.1007/978-3-662-48414-2

Eichhorn, D. & Tausch, A. (2023). Führung im Zuge der Digitalisierung bei der Deutschen Bahn AG – Die Rolle der Emotionalen Intelligenz. In R. Baumann, M. Mühlfelder, S. Seidl, A. Wendland (Hrsg.), Psychologie Digital. Chancen und Risiken der Digitalisierung in der angewandten Psychologie (S. 125–141). Wiesbaden: Springer Fachmedien Wiesbaden. doi:10.1007/978-3-658-42396-4_8

Freiburger Forschungsstelle für Arbeitswissenschaften (2024). Mitarbeiter : innenbefragung zu psychosozialen Faktoren am Arbeitsplatz Betrieb XXX 2022, 1–9.

Freier, C. (2018). Was bedeutet uns Arbeiten? In B. Badura, A. Ducki, H. Schröder, J. Klose, M. Meyer (Hrsg.), Fehlzeiten-Report 2018. Sinn erleben – Arbeit und Gesundheit (S. 63–73). Berlin, Heidelberg: Springer Berlin Heidelberg. doi:10.1007/978-3-662-57388-4_5

GKV-Spitzenverband (2021). Leitfaden Prävention Leitfaden Prävention. GKV-Spitzenverband.

Helmold, M. (2023a). New Work als neues Arbeitskonzept. In M. Helmold, M. Landes, E. Steiner, T. Dathe & L. Jeschio (Hrsg.), New Work, Neues Arbeiten virtuell und in Präsenz. Konzepte und Werkzeuge zu innovativer, agiler und moderner Führung (S. 1–17). Wiesbaden: Springer Fachmedien Wiesbaden. doi:10.1007/978-3-658-41289-0_1

Helmold, M. (2023b). Performancebooster virtueller Teams. In M. Helmold, M. Landes, E. Steiner, T. Dathe & L. Jeschio (Hrsg.), New Work, Neues Arbeiten virtuell und in Präsenz. Konzepte und Werkzeuge zu innovativer, agiler und moderner Führung (S. 57–70). Wiesbaden: Springer Fachmedien Wiesbaden. doi:10.1007/978-3-658-41289-0_5

Helmold, M. & Dathe, T. (2023). Ausblick und Empfehlungen zu New Work und virtuellen Führungskonzepten. In M. Helmold, M. Landes, E. Steiner, T. Dathe & L. Jeschio (Hrsg.), New Work, Neues Arbeiten virtuell und in Präsenz. Konzepte und Werkzeuge zu innovativer, agiler und moderner Führung (S. 233–243). Wiesbaden: Springer Fachmedien Wiesbaden. doi:10.1007/978-3-658-41289-0_22

Helmold, M., Landes, M., Steiner, E., Dathe, T. & Jeschio, L. (Hrsg.). (2023). New Work, Neues Arbeiten virtuell und in Präsenz. Konzepte und Werkzeuge zu innovativer, agiler und moderner Führung. Wiesbaden: Springer Fachmedien Wiesbaden. doi:10.1007/978-3-658-41289-0

Kirch, W. (2008). Work-Life Balance. Encyclopedia of Public Health (S. 1466). Dordrecht: Springer Netherlands. doi:10.1007/978-1-4020-5614-7_3774

Kok, G., Peters, L. W. H. & Ruiter, R. A. C. (2017). Planning theory- and evidence-based behavior change interventions: A conceptual review of the intervention mapping protocol. Psicologia: Reflexao e Critica. Springer International Publishing. doi:10.1186/s41155-017-0072-x

Lehr, D. & Hillert, A. (2018). Selbstwertschätzung im Beruf – ein Weg zur Balance? In B. Badura, A. Ducki, H. Schröder, J. Klose, M. Meyer (Hrsg.), Fehlzeiten-Report 2018. Sinn erleben – Arbeit und Gesundheit (S. 143–156). Berlin, Heidelberg: Springer Berlin Heidelberg. doi:10.1007/978-3-662-57388-4_12

Mattes, R. M. (2022). Gesunde Führung in der VUCA-Welt: Leadership in Transformation (2. Aufl.). Freiburg, München, Stuttgart: Haufe Group. doi:10.1007/978-3-648-16645-1

Matusiewicz, D. & Kaiser, L. (Hrsg.). (2018), Digitales Betriebliches Gesundheitsmanagement. Theorie und Praxis. Wiesbaden: Springer Fachmedien Wiesbaden. doi: 10.1007/978-3-658-14550-7

Mißler, M. & Stephan, C. (2004). Auf dem Weg zum gesunden Unternehmen Argumente und Tipps für ein modernes betriebliches Gesundheitsmanagement. Bundesverband der Betriebskrankenkassen (BKK-Bundesverband) (Hrsg.).

Nachtwei, J., Nachtwei, K. & Sureth, A. (2022). HR Consulting Review, Band 16 (Fokus Arbeitswelten II). VQP.

Nagel, A., Kohls, N. & John, D. (2018). Entspannungs-Apps im BGM – Einsatzmöglichkeiten und Implementierung. In D. Matusiewicz und L. Kaiser (Hrsg.), Digitales Betriebliches Gesundheitsmanagement. Theorie und Praxis (S. 347–357). Wiesbaden: Springer Fachmedien Wiesbaden. doi:10.1007/978-3-658-14550-7_26

Sayed, M. & Kubalski, S. (2018). BGM im digitalen Zeitalter – Herausforderungen und Möglichkeiten. In D. Matusiewicz und L. Kaiser (Hrsg.), Digitales Betriebliches Gesundheitsmanagement. Theorie und Praxis (S. 553–573). Wiesbaden: Springer Fachmedien Wiesbaden. doi:10.1007/978-3-658-14550-7_42

Schemmel, B. (2022). Führung von Morgen (Fit for Future). Werteorientiert, kundenfokussiert, nachhaltig (2. Aufl.). Wiesbaden: Springer Fachmedien Wiesbaden. doi:10.1007/978-3-658-39163-8

Schlie, M. & Wendland, A. (2023). Arbeit 4.0 und psychische Gesundheit – eine empirische Analyse in der Versicherungsbranche. In R. Baumann, M. Mühlfelder, S. Seidl, A. Wendland (Hrsg.), Psychologie Digital. Chancen und Risiken der Digitalisierung in der angewandten Psychologie (S. 53–72). Wiesbaden: Springer Fachmedien Wiesbaden. doi:10.1007/978-3-658-42396-4_4

Seiwert, L. (2011). 30 Minuten Work-Life-Balance (15. Aufl.). Offenbach: GABAL. doi:10.1007/978-3-86936-291-5

Shifrin, N. V. & Michel, J. S. (2022). Flexible work arrangements and employee health: A meta-analytic review. Work & Stress, 36(1), 60–85. doi:10.1080/02678373.2021.1936287

SRH Fernhochschule (2020). Gesundheit - Arbeit - Prävention. Tagungsband zum 3. Kongress für Betriebliches Gesundheitsmanagement. Wiesbaden: Springer Fachmedien Wiesbaden. doi:10.1007/978-3-658-30006-7

Statistisches Bundesamt (2023). Kleine und mittlere Unternehmen - Statistisches Bundesamt. Destatis. Zugriff am 10.05.2024. Verfügbar unter https://www.destatis.de/DE/Themen/Branchen-Unternehmen/Unternehmen/Kleine-Unternehmen-Mittlere-Unternehmen/_inhalt.html#655666

Steinrücke, M. & Zimpelmann, B. (2024). Weniger Arbeiten, mehr Leben! Hamburg: VSA-Verlag.

Ternès von Hattburg, A. & Troxler, C. (2020). Gesunde Digitalisierung heißt: Der Mensch steht im Mittelpunkt. In SRH Fernhochschule (Hrsg.), Gesundheit – Arbeit – Prävention. Tagungsband zum 3. Kongress für Betriebliches Gesundheitsmanagement (S. 33–48). Wiesbaden: Springer Fachmedien Wiesbaden. doi:10.1007/978-3-658-30006-7_3

Treier, M. (2019). Gefährdungsbeurteilung psychischer Belastungen (essentials). Begründung, Instrumente, Umsetzung (2. Aufl.). Wiesbaden: Springer Fachmedien Wiesbaden. doi:10.1007/978-3-658-23293-1

Treier, M. (2021). Betriebliches Gesundheitsmanagement 4.0 im digitalen Zeitalter. Wiesbaden: Springer Fachmedien Wiesbaden. doi:10.1007/978-3-658-33261-7

Treier, M. (2023). Betriebliches Gesundheitsmanagement. Ein Lehrbuch für Bachelor- und Masterstudierende sowie Berufstätige. Berlin: Springer Verlag. doi:10.1007/978-3-66267152-8

Uhle, T. & Treier, M. (2019). Betriebliches Gesundheitsmanagement. Gesundheitsförderung in der Arbeitswelt – Mitarbeiter einbinden, Prozesse gestalten, Erfolge messen (4. Aufl.). Wiesbaden: Springer Fachmedien Wiesbaden. doi:10.1007/978-3-658-25410-0

Von Reibnitz, C. (2009). Case Management: praktisch und effizient. In C. von Reibnitz (Hrsg.) Case Management: praktisch und effizient (S. V–VI). Heidelberg: Springer Medizin Verlag.

Wendland, A. & Lentföhr, M. (2023). Digitaler Stress im Versicherungsvertrieb – eine empirische Studie bei selbständigen Ausschließlichkeitsvermittler*innen in Deutschland. In R. Baumann, M. Mühlfelder, S. Seidl, A. Wendland (Hrsg.), Psychologie Digital. Chancen und Risiken der Digitalisierung in der angewandten Psychologie (S. 31–51). Wiesbaden: Springer Fachmedien Wiesbaden. doi:10.1007/978-3-658-42396-4_3

Wöhrmann, A. M. (2016). Psychische Gesundheit in der Arbeitswelt - Work-Life-Balance. Dortmund, Berlin, Dresden. doi:10.21934/baua:bericht20160713/3f

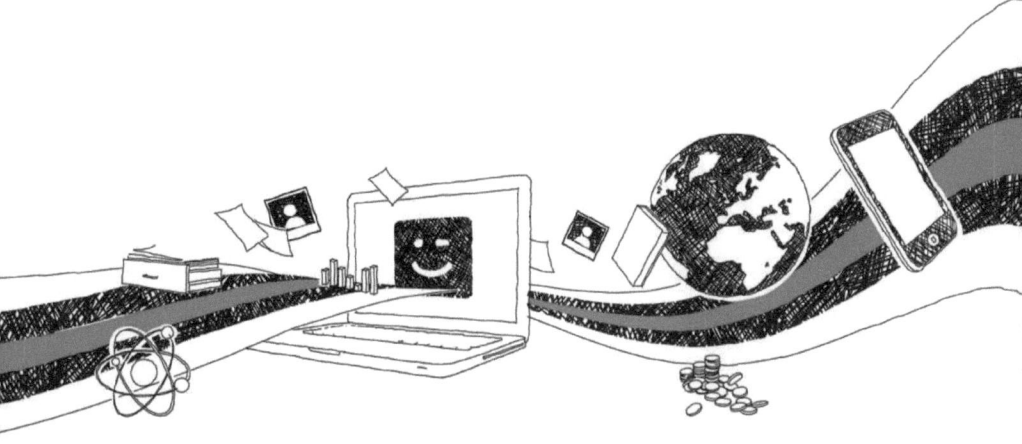
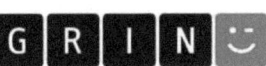